RAPPORT

A M. LE PRÉFET DE LA MEURTHE,

SUR LE SERVICE MÉDICAL

DE

L'ASILE D'ALIÉNÉS DE MARÉVILLE,

PENDANT L'ANNÉE 1842;

PAR LE DOCTEUR ARCHAMBAULT,

MÉDECIN EN CHEF DE L'ÉTABLISSEMENT,

ANCIEN MÉDECIN-ADJOINT DE L'HOSPICE DES ALIÉNÉS DE BICÊTRE.

NANCY,

RAYBOIS ET Cⁱᵉ, IMPRIMEUR DE LA PRÉFECTURE,

RUE SAINT-DIZIER, 125.

1843.

RAPPORT

A M. LE PRÉFET DE LA MEURTHE,

SUR LE SERVICE MÉDICAL

DE L'ASILE D'ALIÉNÉS DE MARÉVILLE,

PENDANT L'ANNÉE 1842;

PAR LE DOCTEUR ARCHAMBAULT,

MÉDECIN EN CHEF DE L'ÉTABLISSEMENT,
ANCIEN MÉDECIN-ADJOINT DE L'HOSPICE DES ALIÉNÉS DE BICÊTRE.

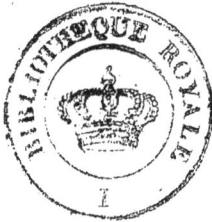

NANCY,

RAYBOIS ET Cie, IMPRIMEURS DE LA PRÉFECTURE,
RUE SAINT−DIZIER, 125.

—

1843.

Le Conseil général, auquel ce rapport a été communiqué, en a voté l'impression dans sa session de 1843.

RAPPORT

A M. LE PRÉFET DE LA MEURTHE,

SUR

LE SERVICE MÉDICAL DE L'ASILE D'ALIÉNÉS DE MARÉVILLE,

PENDANT L'ANNÉE 1842.

MONSIEUR LE PRÉFET,

J'ai l'honneur de vous soumettre la Statistique médicale de l'asile d'aliénés de Maréville, pendant l'année 1842. Mais, avant d'exposer les faits, pour les mieux préciser, et pour les rendre comparables à ceux qui ont été publiés ailleurs, ainsi qu'aux résultats que je pourrai moi-même vous présenter plus tard, je vais d'abord établir la classification que j'ai cru devoir suivre, et définir les dénominations qui lui servent de base. Cette classification est, du reste, à peu de choses près, celle d'Esquirol, aujourd'hui la plus généralement admise dans la science.

Le nom générique de *folie* ou d'*aliénation mentale,* comprend toutes les formes de maladies mentales : elles offrent pour caractère commun le désordre des facultés intellectuelles et morales, mais *sans fièvre.*

L'aliénation mentale est partielle ou générale.

Dans la folie partielle, ou la *monomanie,* le malade raisonne logiquement, mais il part d'un principe faux qui vicie ses actes et ses affections ; et suivant que le délire est accompagné de passions gaies, expansives, il conserve le nom de délire monomaniaque, ou de *monomanie,* tandis qu'il prend le nom de *lypémanie* (mélancolie), quand il est accompagné de passions tristes et oppressives. Le caractère propre de la monomanie, c'est la résistance invincible que le malade apporte à toute espèce d'objections, même à l'évidence commune.

Dans la *manie,* le délire est général ; les idées et les passions, et par conséquent, les actes se multiplient, se succèdent avec énergie et rapidité, mais sans suite, sans enchaînement. L'exaltation des facultés intellectuelles et morales est toujours accompagnée d'agitation, et parfois de fureur.

Dans la *démence,* au contraire, l'état mental est caractérisé par l'affaibliszement, la paralysie de l'intelligence et de la volonté. L'insensé déraisonne, parce que l'organe de la pensée a perdu la force nécessaire pour remplir ses fonctions. Le plus souvent la démence est consécutive, c'est-à-dire qu'elle succède aux formes de la folie que je viens d'indiquer ; dans ce cas, elle est toujours le résultat d'une lésion appréciable du cerveau; c'est la *démence chronique,* maladie incurable et malheureusement si fréquente. Cependant, quelquefois la démence éclate brusquement à la suite de fortes hémorrhagies et de longues maladies qui affaiblissent et dépriment l'organisme, alors la *démence est aiguë;* avec le retour des forces physiques, on voit renaître les facultés intellectuelles et morales.

A côté de la démence aiguë, se place la *stupidité,* également curable, et qui n'en diffère que par une suspension complète et apparente des opérations de l'esprit. L'aliéné stupide, étranger à tout ce qui se passe autour de lui, reçoit sans réaction, presque comme une statue, les impulsions qui lui viennent du dehors.

L'imbécillité et *l'idiotie* sont deux degrés d'un même état, qui consiste dans l'absence ou dans le développement imparfait des facultés intellectuelles et morales. Ne pouvant s'élever au niveau intellectuel nécessaire dans la vie sociale, l'imbécile et l'idiot ont été relégués avec les fous.

Enfin l'aliénation mentale compliquée d'*épilepsie,* ou de *paralysie générale,* acquiert, par cette association, une gravité qui la met généralement au-dessus des ressources de l'art.

Telles sont les formes de la folie auxquelles sont ramenés, dans les tableaux qui vous sont soumis, tous les faits observés dans le service médical de Maréville (1).

MOUVEMENT GÉNÉRAL DE LA POPULATION.

La population de Maréville, au 1er janvier 1842, à l'entrée en fonctions de la nouvelle administration, et le mouvement annuel de l'asile comprennent:

	Hommes.	Femmes.	Total.	
Malades présents au 1er janvier 1842.	291	235	526	
— entrés en 1842	79	68	147 *	* Dans ce nombre sont comprises 4 réintégrations, sans intervention de l'autorité, à la suite d'évasion.
Guérisons	29	18	47	
Rechutes	2	2	4	
Décès	33	34	67	
Malades sortis non guéris.	11	8	19	

(1) Les tableaux au nombre de 23 dont il est ici question ne sont pas imprimés.

ADMISSIONS.

FRÉQUENCE. — Il résulte du relevé général des entrées annuelles, de 1794 à 1841, à Maréville, que le chiffre des admissions en 1842 n'est surpassé que par celui des années 1838 et 1839. D'un autre côté, l'augmentation du nombre des admissions s'accroît progressivement à partir de 1808, où l'on ne trouve que 11 admissions, jusqu'en 1840 où l'on en compte 159. En 1841, il n'y en eut que 98 ; mais cette diminution tient à des circonstances administratives qui rendirent pour cette année les admissions beaucoup moins nombreuses. Cette progression croissante dans le nombre des admissions qui frappe tout d'abord ne doit pas être attribuée, comme on pourrait le supposer, à l'augmentation du nombre des aliénés. Ce fait, qui n'a rien de particulier à la Lorraine, et qui s'est reproduit dans les autres départements, et aussi bien à l'étranger qu'en France, tient à ce que de nos jours les aliénés sont plus en évidence qu'autrefois. Les couvents dans lesquels ils étaient dérobés aux regards, les prisons où ils gémissaient sur la paille, et les hospices où ils étaient confondus avec les autres malades, sans secours ni traitement, ont presque partout fait place à des maisons spéciales. Ils y reçoivent des soins éclairés, physiques et moraux, qui rendent aujourd'hui à la société beaucoup de ces infortunés considérés autrefois comme incurables. Ce sont ces améliorations et l'espoir d'une guérison prochaine qui font affluer les malades dans les asiles, et qui engagent les familles à les y faire admettre. La loi de 1838 sur les aliénés contribue également à ce résultat.

SEXE. — Le nombre des hommes admis en 1842, dépasse d'une petite quantité celui des femmes, résultat analogue à celui que fournissent 2,997 entrées que j'ai relevées sur les registres de Maréville de 1794 à 1841, et qui donnent 1,719 hommes et 1,278 femmes.

Ces dernières sont également moins nombreuses dans les tableaux qui indiquent la population présente au 1er janvier 1842. Mais si l'on considère d'un autre côté les admissions par départements, l'on s'aperçoit que la proportion change pour les aliénés indigents des départements de la Meurthe et de la Moselle. En effet, pour la population existante à Maréville, au 1er janvier 1842, la Meurthe fournit 84 hommes et 85 femmes, et la Moselle 9 hommes et 13 femmes. En 1842, la proportion normale se rétablit pour les entrées de ce dernier département, 15 hommes, 15 femmes ; pendant que la

Meurthe seule continue à fournir un plus grand nombre de femmes, 15 hommes, 17 femmes.

FORMES. — Il serait intéressant d'étudier les formes de l'aliénation mentale dans leurs rapports avec l'âge, le sexe, la profession, les croyances, la condition sociale des aliénés. Mais nos chiffres sont encore trop peu nombreux pour permettre des recherches de ce genre. Toutefois, quelques indications ressortent de l'examen des admissions par formes de maladie, en voici le tableau.

FORMES DE LA FOLIE.		ALIÉNÉS			
		présents au 1er janvier 1842.		entrés en 1842.	
		Hommes.	Femmes.	Hommes.	Femmes.
FORMES CURABLES..	Manie	15	35	12	11
	Monomanie.	12	12	9	5
	Lypémanie.	11	13	16	14
	Stupidité.	5	6	8	1
	Démence aiguë.	»	»	»	1
	Total.	43	66	45	32
FORMES INCURABLES	Démence.	136	114	9	21
	Démence avec paralysie.	20	5	9	4
	Imbécillité	47	24	2	2
	Idiotie.	18	12	8	1
	Épilepsie.	23	13	5	6
	Total.	244	168	33	34
NON CLASSÉS		3	1	1	1
NON ALIÉNÉS		1	»	»	1
	Total général. . . .	291	255	79	68

Sur nos 147 admissions de 1842, on compte 67 malades dont l'espèce d'aliénation mentale est naturellement incurable ; la proportion, sans être très-favorable, l'est cependant beaucoup plus que celle que présente la population primitive qui, sur 526 aliénés, donne 402 espèces incurables. Les précautions que prend l'autorité pour ne faire entrer à l'asile que les aliénés dangereux et les aliénés *curables,* font espérer que les admissions fourniront dans la suite un plus grand nombre de malades, dont le traitement offrira des chances de succès.

Si l'on compare les formes de l'aliénation mentale chez les malades entrés en 1842, on remarque que les idiots appartiennent tous, moins un, au sexe masculin, et que, chez les femmes, la démence simple est deux fois plus fréquente que chez les hommes, tandis que le chiffre de la démence avec paralysie générale est au contraire plus élevé de moitié chez ces derniers. Du reste, on a constamment observé que cette redoutable complication de la démence était beaucoup plus fréquente chez l'homme que chez la femme.

SAISONS. — On ne saurait contester l'influence des saisons. Le tableau des admissions nous donne 87 entrées dans les mois chauds, c'est-à-dire, en mars, avril, mai, juin, juillet et août, tandis que nous n'en comptons que 60 pour les six autres mois de l'année. Ce fait n'est pas seulement particulier à l'année 1842, puisque, en additionnant les 2,997 admissions antérieures, nous trouvons 1,614 entrées dans les mois de chaleur, et seulement 1,385 dans les six autres mois.

J'aurais voulu rechercher aussi l'influence des saisons sur les formes mêmes de la folie ; mais les admissions de 1842 ne sont pas assez nombreuses pour que je puisse en tirer des conclusions, et je ne saurais utiliser, faute de renseignements suffisants, celles qui sont antérieures à mon entrée en exercice. Ce n'est que dans deux ou trois ans qu'en réunissant les entrées par espèces de folie, il sera possible d'obtenir quelques résultats.

AGE. — Le maximum des entrées, en 1842, tombe entre vingt et trente ans pour les deux sexes, 27 hommes, 17 femmes ; viennent ensuite les périodes de quarante à cinquante ans, 19 hommes, 14 femmes, et de trente à quarante ans, 17 hommes, 14 femmes ; au-dessous de vingt ans, nous ne trouvons que 9 admissions, ou plutôt 3 seulement, si nous défalquons les idiots et les épileptiques.

Les rapports entre les âges et les admissions de 1842, ne sont pas les mêmes que ceux qui sont présentés par le tableau général comprenant 1,796

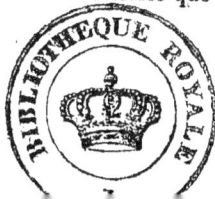

aliénés (979 hommes, 817 femmes), admis antérieurement à Maréville, avec
indication de l'âge à l'entrée; dans ce tableau, 204 étaient âgés de moins de
vingt ans. Ce chiffre élevé est dû sans doute au nombre considérable d'idiots,
et d'imbéciles reçus à l'asile; mais je ne peux former que des conjectures à
cet égard, faute de renseignements suffisants sur les registres. Cependant le
nombre des décès au-dessous de vingt ans (62 sur 895 dont l'âge est indiqué), confirme ma remarque; les idiots en effet meurent généralement dans
un âge peu avancé.

Dans ce même tableau général des entrées antérieures, comprenant 1,796
aliénés, c'est à la période de trente à quarante ans que correspond le chiffre
le plus élevé des admissions. Il est de 502 pour les deux sexes (283 hommes, 219 femmes). Mais, considéré seulement chez les hommes, il correspond
à l'âge de vingt à trente ans, comme pour nos admissions de 1842; il est de
528 hommes et 160 femmes. De quarante à cinquante ans, le chiffre des admissions baisse (176 hommes et 172 femmes); preuve que chez les femmes,
l'âge critique n'exerce pas l'influence qu'on lui attribue si généralement.
Au-dessus de cinquante ans, les admissions vont toujours en diminuant; il
en est de même pour les admissions de 1842.

ÉTAT CIVIL, INSTRUCTION, DOMICILE. — Les tableaux relatifs à *l'état civil*
présentent 559 célibataires, et seulement 145 individus mariés. Ces tableaux,
comparés à ceux des âges, prouvent que c'est précisément à l'âge où l'on
se marie que la folie est plus fréquente. Bien que placé à l'abri des chagrins et des inquiétudes domestiques, le célibataire résiste donc moins que
l'homme marié à l'action des causes nombreuses qui produisent la folie.

Quelle influence attribuer à *l'instruction élémentaire* dans l'aliénation
mentale? Nos tableaux fournissent 363 aliénés sachant lire et écrire, et seulement 118 complétement illettrés. Ces chiffres, pour avoir quelque valeur,
devront être comparés à l'état de l'instruction dans les localités qui nous
envoient leurs malades.

Quant au *domicile,* les tables présentent 295 aliénés habitant la campa-
gne, et 267, les villes. Plus tard, un plus grand nombre d'admissions permettra de rechercher l'influence qu'exercent dans nos contrées le domicile,
l'instruction et l'état civil sur les différentes formes de l'aliénation mentale.

PROFESSIONS. — En l'absence de renseignements précis sur la forme de
l'aliénation mentale, à l'époque de l'admission, la classification des professions des 526 aliénés existant au 1er janvier 1842, n'a pu être dressée que

par sexe et par département. 92 (79 hommes et 13 femmes) exerçaient des professions libérales, 149 (72 hommes et 77 femmes), des professions mécaniques; 90 (60 hommes et 30 femmes), se livraient aux travaux aratoires, et 60 (17 hommes et 43 femmes) étaient employés comme domestiques ou gens de peine.

Chez nos 147 malades admis en 1842, les professions se trouvent réparties dans l'ordre suivant :

	Hommes.	Femmes.	Total.
Professions mécaniques.	21	16	39
—— libérales	18	4	22
—— aratoires.	12	7	19
Gens de peine, domestiques.	6	10	16
Professions inconnues	9	14	23
Sans professions. . . . . : . .	3	15	18

CAUSES.

Chez les 526 malades qui formaient la population de l'asile à mon arrivée, je n'ai pu remonter à la cause de l'aliénation mentale que 174 fois (68 hommes, 106 femmes). Au contraire, chez les 147 malades entrés dans le cours de l'année 1842, j'ai recueilli des renseignements précis 103 fois (52 hommes, 51 femmes).

S'il existe une si grande différence pour les renseignements obtenus dans les deux catégories de malades, cela tient à l'empressement que l'autorité met à faire remplir les feuilles de renseignement, que j'ai cru devoir établir en prenant le service, et qui accompagnent les malades à leur entrée. Sans renseignements sur les causes et la marche de l'aliénation mentale, avant l'admission, le traitement serait presque impossible. Il est souvent très-difficile de démêler la cause réelle de la folie, car, le plus souvent, plusieurs causes concourent à la produire. Dans l'énumération suivante, nous ne tenons compte que de celles qui nous ont paru avoir une action manifeste.

	ALIÉNÉS				
CAUSES PHYSIQUES.	présents au 1er janvier 1842.		admis en 1842.		**TOTAUX.**
	Hommes.	Femmes.	Hommes.	Femmes.	
Hérédité.	32	14	17	13	76
Accès de folie antérieure.	1	8	7	»	16
Coups et chutes sur la tête.	2	3	1	1	7
Hémorragies.	»	»	1	»	1
Maladies graves	1	12	3	5	21
Onanisme	»	1	»	»	1
Ivrognerie.	2	»	5	2	9
Couches.	»	3	»	2	5
Age avancé	11	2	»	»	13
Age critique.	»	»	»	3	3
Total.	49	43	34	26	152

CAUSES MORALES.					
Chagrins domestiques.	4	34	8	14	60
Orgueil	2	1	»	»	3
Remords.	»	2	»	»	2
Amour contrarié.	1	9	1	»	11
Jalousie	»	6	1	»	7
Frayeur.	3	8	2	2	15
Jeu	7	»	»	»	7
Libertinage	»	1	»	»	1
Nostalgie	1	»	»	»	1
Religion mal entendue	1	»	»	3	4
Revers de fortune.	»	2	1	»	3
Lecture de romans.	»	»	2	2	4
Ambition.	»	»	»	1	1
Perte d'argent.	»	»	1	3	4
Misère.	»	»	1	»	1
Répercussions cutanées.	»	»	1	»	1
Total.	19	63	18	25	125
Totaux généraux.	68	106	52	51	277

— 11 —

En rapprochant les chiffres, nous trouvons 152 causes physiques et 125 causes morales; mais en défalquant la prédisposition héréditaire qui compte pour 76, on voit qu'il y a prédominance des causes morales, ce qui a été indiqué par presque tous les médecins qui se sont livrés à l'étude et à l'observation des aliénés.

Considérées dans les deux sexes, les causes morales s'élèvent à 88 pour les femmes, et les causes physiques à 62, ou plutôt à 42, si nous retranchons l'hérédité. La proportion des deux ordres de causes chez les hommes est : causes physiques 83 (sans hérédité 49), causes morales 37. Placées dans leur ordre de fréquence, les causes les plus ordinaires sont : parmi les causes physiques, l'hérédité, les maladies graves, les accès de folie antérieurs, etc.; et parmi les causes morales, les chagrins domestiques (principalement chez les femmes), la frayeur, l'amour contrarié, le jeu, etc.

L'influence des diverses causes ne doit pas sans doute être la même sur les différentes formes de l'aliénation mentale; mais nos renseignements ne comprennent pas encore un assez grand nombre de malades, pour me permettre d'établir quelque chose de précis à cet égard.

MORTALITÉ.

Le nombre des décès en 1842, qui s'est élevé à 67 (33 hommes, 34 femmes), est à peu près dans les mêmes proportions que celui des années précédentes. Inférieur à ceux de 1837, 1838 et 1839, il est égal à celui de 1840, et supérieur de beaucoup à celui de 1841, où le chiffre de la mortalité est tombé à 49.

Les 67 décès de 1842 ont principalement porté sur les formes incurables de la folie. Dans cette catégorie, la démence, la démence avec paralysie générale, et l'épilepsie donnent le chiffre de 49, l'idiotie et l'imbécillité celui de 7, tandis que la manie et la lypémanie n'y comptent que pour 7, et que les 4 derniers décès appartiennent à des individus non classés. Au nombre de ces derniers, se trouvent deux malades morts, l'un le lendemain de son entrée, et l'autre quatre jours après.

D'un autre côté, sur ces 67 décès, 15 seulement appartiennent aux admissions de 1842, et encore, sur ces 15, nous n'en trouvons que deux classés dans la division des aliénés curables (lypémaniaques).

Les décès sous le rapport de l'âge, ont eu lieu dans l'ordre suivant :

	Hommes.	Femmes.	Total.
Avant 20 ans.	»	2	2
De 20 à 30.	5	1	6
De 30 à 40.	5	3	8
De 40 à 50.	7	6	13
De 50 à 60.	7	5	12
De 60 à 70.	5	10	15
Au-dessus de 70.	1	3	4
Age inconnu	2	5	7

Il est remarquable que le maximum des décès tombe entre soixante et soixante-dix ans, tandis que, sur 895 aliénés morts antérieurement à Maréville et dont l'âge a pu être constaté, le maximum de la mortalité coïncide avec la période de trente à quarante ans, qui seule embrasse deux cent quinze décès, c'est-à-dire, presque le quart. Cette circonstance prouve l'influence défavorable dans laquelle se trouve aujourd'hui l'asile renfermant actuellement un grand nombre d'aliénés qui ont vieilli dans l'établissement ; et pendant plusieurs années la probabilité d'une augmentation naturelle dans le chiffre des décès.

Les saisons paraissent n'avoir exercé aucune influence sur la mortalité de 1842; mais leur action se fait sentir, lorsqu'on l'étudie, sur 1358 décès antérieurs, dont 762 appartiennent au semestre d'hiver, et 606 au semestre d'été.

Pour compléter ce qui regarde la mortalité, j'aurais dû faire connaître les affections auxquelles ont succombé nos malades, et les lésions anatomiques que nous ont révélées les autopsies. Mais, à défaut de faits assez nombreux pour établir des données certaines, je dois me borner, pour cette année, à dire que les recherches nécroscopiques ont constamment offert des lésions chroniques du cerveau et de ses membranes, ou des altérations profondes des poumons, du cœur et des voies digestives.

GUÉRISONS.

Sur les quarante-sept guérisons (29 hommes, 18 femmes), vingt-huit guérisons (17 hommes, 11 femmes), ont porté sur les admissions de cette année. Le chiffre des admissions des aliénés curables et incurables est de 147. Il faut défalquer 8 réintégrations à la suite d'évasion, ou de retrait par les familles de malades non guéris ; reste le chiffre exact de 139 malades admis, dont 28 sont sortis dans la même année 1842. Proportions 1 sur 5. Si nous ajoutons à ces 28 sorties, onze guérisons obtenues sur ces mêmes admissions depuis le 1er janvier 1843, nous avons trente-neuf guérisons sur 139 admis, c'est-à-dire *une* guérison sur *trois* et une fraction (3,60), quelques malades encore en traitement sur ces admissions de 1842 donnent l'espoir d'élever les sorties au tiers des entrées. Je n'ai fait porter le calcul que sur les malades admis depuis la prise du service ; ce sont les seuls dont je suis en quelque sorte responsable. Mes efforts cependant ne sont point restés infructueux sur quelques-uns des malades admis antérieurement, et 19 sont sortis de l'asile ayant recouvré la plénitude de leurs facultés ; quelques-uns de ces malheureux étaient depuis plusieurs années à Maréville, l'un d'eux y comptait dix-huit ans de séjour.

L'influence des saisons sur nos quarante-sept guérisons ne saurait encore fournir de résultat. Celles-ci sont trop peu nombreuses ; mais cette influence est incontestable sur la marche, comme sur la guérison de l'aliénation mentale, ainsi que nous pourrons l'établir, quand nous possèderons un plus grand nombre de faits.

Il est naturel que les âges qui fournissent le plus d'aliénés, fournissent également le plus de guérisons, bien que la guérison offre d'autant plus de chances que le malade est moins âgé.

	Hommes.	Femmes.	Total.
Avant 20 ans.	1	»	1
De 20 à 30.	10	3	13
De 30 à 40.	7	4	11
De 40 à 50.	7	5	12
De 50 à 60.	3	»	3
Age inconnu.	1	6	7
Total.	29	18	47

Je crois devoir faire connaître ici le chiffre total des guérisons obtenues depuis l'entrée en fonctions du nouveau service médical.

	Hommes.	Femmes.	Total.
Guérisons obtenues en 1842,			
Sur les aliénés présents au 1er janvier de la même année.	13	6	19
Sur les aliénés entrés en 1842.	17	11	28
Guérisons obtenues en 1843,			
Sur les aliénés présents au 1er janvier 1842.	6	5	11
Sur les aliénés entrés en 1842.	6	5	11
Sur les aliénés entrés en 1843.	7	4	11
Total général.	49	31	80

Il est donc sorti de Maréville, du 1ᵉʳ janvier 1842 au 20 août 1843, quatre-vingts malades guéris.

RECHUTES. — Les rechutes ont été de tout temps une des grandes objections faites au traitement de l'aliénation mentale. Sans doute elles sont fréquentes : elles sont d'un dixième sur les femmes sorties guéries de la Salpétrière, à Paris.

Mais faut-il confondre les rechutes avec de nouvelles folies ? il faudrait alors aussi donner le nom de rechutes au retour des autres maladies. Les rechutes chez les aliénés sont fréquentes, parce que les causes excitantes, qui sont malheureusement le plus souvent des peines morales, des chagrins domestiques, sont permanentes, et affligent après comme avant la guérison nos infortunés malades.

Sur les 4 rechutes signalées dans le mouvement de 1842, une est due au retour d'un accès périodique; elle était en quelque sorte prévue.

Du reste le nombre des rechutes qui aurait dû s'accroître avec les sorties, ne s'est augmenté que d'une seule, depuis le 1ᵉʳ janvier 1843, ce qui ne donne que cinq rechutes sur un total de quatre-vingts guérisons. Il ne faut pas espérer qu'un semblable résultat se maintiendra dans des conditions aussi favorables; il n'y a pas de raisons pour que nous soyons plus heureux à Maréville que dans les autres établissements, où le chiffre des rentrées est bien plus élevé.

Tels sont, M. le Préfet, les faits accomplis dans le service médical de Maréville, pendant l'année 1842. Ils se compléteront plus tard, avec les nouvelles observations que le temps me permettra de recueillir.

Je ne reviendrai pas sur les détails du service dont j'ai eu l'honneur de vous entretenir l'année dernière (1). Le classement provisoire que j'avais

(1) Dès mon entrée en fonctions, je me suis appliqué à apporter un peu d'ordre dans les quartiers, à y établir un classement provisoire. La division des hommes, comme celle des femmes, était composée de trois quartiers, renfermant chacun des aliénés de toutes catégories, une infirmerie et des loges pour les agités. Un quartier a été désigné pour recevoir les agités, un autre, les malades absolument incurables et malpropres, le troisième a été affecté aux malades tranquilles, à ceux qui présentaient encore quelques chances de guérison. Une seule infirmerie générale a été conservée dans chaque division. Des aliénés restaient indéfiniment dans des loges; quelques-uns y couchaient sans lit, sans matelas, sans draps, en un mot, dans la paille. Ces malades ont été habillés, des lits leur ont été donnés; et depuis lors, pas un seul aliéné n'a couché sur la paille, pas un seul n'a passé la journée en loge. On ne voit plus aujour-

cru devoir établir, sera conservé tant que les constructions, aujourd'hui en voie d'exécution, ne seront pas achevées.

J'ai maintenu chez mes malades, les habitudes d'ordre et de discipline, dont l'action est si puissante sur l'esprit, et j'ai cherché surtout à retirer du travail, appliqué sur une large échelle à Maréville, les ressources thérapeutiques qu'il pouvait offrir.

d'hui parmi les agités et les aliénés en démence, parmi les imbéciles et les idiots, un grand nombre de ces malheureux ne porter ni bas, ni chaussures; les infirmiers, de garde constamment dans les cours, veillent à ce qu'ils conservent leurs vêtements.

Les quartiers les plus malsains ont été abandonnés, les lits d'un grand nombre de cellules dédoublés, et les malades transférés dans des dortoirs servant autrefois aux services généraux de la maison. Les bains dans une maison d'aliénés sont l'un des plus puissants moyens de traitement; et c'est à peine si, dans la division des femmes, quatre baignoires sont à la disposition du médecin. Chez les hommes, la salle de bains est plus grande, mais pas une baignoire à Maréville n'était couverte. Il y avait dans ce système impossibilité absolue de faire baigner les malades atteints d'agitation, ceux-là mêmes pour lesquels les bains sont indispensables. Dès le mois de janvier, toutes les baignoires de l'établissement recevaient un couvercle à coulisse qui permet de maintenir l'aliéné au bain, sans lutte, sans danger et avec une sécurité complète. Indépendamment de l'heureuse influence du travail sur la santé des aliénés, il est encore l'une des sources du bon ordre dans les quartiers. Laissés dans l'inaction, les malades emploient à mal faire, à casser, à briser, à déchirer, et trop souvent à frapper et vociférer, les forces morales et musculaires, élevées par fois chez eux à un si haut degré d'activité; appliquées à un travail utile, non-seulement elles tournent ainsi au profit de l'établissement, mais il en résulte encore l'influence la plus favorable sur la direction des idées; l'attention des malades est fixée et soustraite aux préoccupations délirantes. Ma pensée a donc été de donner aux travaux la plus grande extension. La culture de la terre, celle de la vigne et des jardins, l'exploitation d'une carrière, l'empierrement du chemin qui conduit à l'établissement, tels sont, avec l'ouverture d'ateliers de cordonniers et de tailleurs, les différents genres de travaux mis jusqu'à présent à la disposition des aliénés. Les femmes sont occupées sous la direction d'une sœur, dans un ouvroir, aux travaux de leur sexe; d'autres travaillent à la buanderie, à la lingerie, etc.; quelques-unes ont été employées à la vigne. Enfin les services domestiques sont en partie exécutés par les malades des deux divisions.

Mais le travail n'est pas toujours applicable; les mauvais temps, les soirées d'hiver, vont créer de longues heures d'oisiveté; et, à Maréville, les idées folles, les pensées chimériques ne laissent pas de repos; elles domineront de nouveau les pauvres malades. Tous, d'ailleurs, ne sauraient être occupés aux travaux manuels; beaucoup de pensionnaires seront dans ce cas. La présence d'un maître de chant et d'école animerait les quartiers, y apporterait une nouvelle vie; ses leçons feraient une utile diversion, elles exciteraient l'esprit engourdi de l'un, dirigeraient les facultés déréglées d'un autre, et solliciteraient l'attention de tous.

L'exemple de ce qui se passe dans les deux sections de l'hospice de Bicêtre, prouve tout

Dès le premier jour de l'admission d'un aliéné, mes efforts tendent à le faire entrer au nombre des travailleurs. Il est rare qu'avec un peu d'adresse, ou en ayant recours à l'ascendant que donne l'autorité, on ne parvienne à rendre un malade à ses habitudes de travail. J'insiste d'autant plus sur des occupations permanentes et régulières, qu'en fixant l'attention, elles arrachent l'esprit aux préoccupations délirantes. Comparons maintenant le dé-

le bien qui résulte de l'exercice de l'intelligence. J'ai fait quelques essais de ce genre à Maréville; des leçons sont apprises, des vers sont récités par quelques malades ; j'ai réuni et exercé ceux qui ont de la voix, et, tous les dimanches, l'office est chanté à l'église par les aliénés. Le soir, dans les deux divisions, des réunions de chant ont lieu sous la direction de mon élève. Mais ces essais ne sont qu'une ébauche sans avenir, si un maître n'est appelé à les féconder, à les développer.

Pour mettre de l'ordre dans les idées des aliénés, il faut en mettre autour d'eux. Tous leurs mouvements sont donc régularisés; ils doivent aller au travail, au réfectoire, au dortoir, en ordre et en silence.

En plaçant le régime physique et moral, la police personnelle et médicale des malades sous l'autorité du médecin, l'ordonnance de 1839 a sanctionné l'expérience de Pinel et d'Esquirol. Les applications du traitement moral résultent en effet des rapports de l'aliéné, avec les hommes et les choses. C'est donc au médecin à les régler ; c'est lui qui doit donner l'impulsion et coordonner les mouvements des malades. A Maréville, aujourd'hui, ces principes sont appliqués : aucun aliéné ne peut être déplacé, changé de quartier, envoyé à la douche, mis en loge, sans l'ordre du médecin; c'est le médecin qui prescrit les promenades, autorise les visites, désigne le genre et la durée du travail. A la visite du matin, les aliénés sont rangés en ordre et en silence dans leurs chauffoirs, ou dans les cours quand le temps le permet; de cette manière, le médecin voit ses malades, constate leur état et leur tenue, et, sur le rapport des sœurs et des surveillants, il encourage les uns, gronde les autres ; si par hasard une rixe s'est élevée, des reproches, quelques heures de réclusion ou de camisole, rarement une douche, suffisent pour réprimer les plus difficiles. Dans aucun cas, il n'est permis aux infirmiers d'avoir recours à la violence vis-à-vis des malades, de les injurier, de les frapper. Ils doivent adresser leurs plaintes au médecin, seul chargé de la répression des aliénés. Quant aux malades qui présentent des chances de guérison, ils attendent, au pied de leur lit, la visite qui, dans leur quartier, se prolonge toujours beaucoup plus longtemps. De cette manière, c'est au lit du malade, comme dans les hôpitaux ordinaires, que se font les prescriptions médicales ; elles sont immédiatement inscrites par le pharmacien, M. Golzard chargé de la tenue du cahier, et qui assiste à la visite. Le médecin adjoint, M. de Roche, indépendamment des soins qu'il donne, ainsi que l'élève interne, aux malades atteints d'affections graves, fait une seconde visite le soir. Cette visite est d'autant plus utile que mon collègue assiste à celle du matin, et que le traitement se trouve ainsi dirigé dans une pensée commune.

(Rapport à M. le Préfet du 6 septembre 1842.)

veloppement du travail avec la population de Maréville. En réunissant les fractions des journées des travailleurs pour en former des journées entières, on trouve pour total des six derniers mois de 1842 et les six premiers de 1845, c'est-à-dire pour un an, pour les hommes, 20,721 journées, et pour les femmes 16,420. Enfin en prenant comme une journée chaque journée de travailleur, quelles qu'aient été la durée et la valeur du travail, on obtient pour total des journées pour les six mois de 1845, 15,887 journées de travailleurs (hommes), et 15,218 journées de femmes. Si nous comparons ces nombres aux nombres des journées de séjour des aliénés indigents, pendant le même espace de temps, on obtient le résultat suivant :

	Journées de travail.	Journées de séjour.		
Hommes.	15 887	est à 42 954 comme 1 est à	2,700
Femmes.	15 218	38 356	1	2,518
Total. . .	31 105	81 310	1	2,614

Ne sont compris dans ces chiffres que les journées de séjour de tous les aliénés de première classe et ceux au compte des départements, les seuls qui soient occupés aux travaux.

Je ne sache pas que, dans les autres établissements, on soit arrivé à un résultat plus favorable, et même aussi favorable. A l'asile de Saint-Yon (Seine-Inférieure), comprenant une population plus nombreuse que celle de Maréville, organisé dans les meilleures conditions médicales et administratives, le rapport du médecin en chef pour 1840, qui comprend l'état comparatif des journées de travail avec les journées de séjour, donne une proportion moins satisfaisante de moitié.

C'est ce qui ressort de la comparaison du total des journées de travail pendant six mois de 1840 à Saint-Yon, et six mois du travail de 1845 à Maréville, avec les journées de séjour dans les deux établissements.

	Journées des travailleurs (sexes réunis).	Journées de séjour.		
Saint-Yon	22 590	est à 99 224 comme 1 est à	4,038
Maréville	31 105	81 310	1	2,614

Dans l'appréciation des journées, je n'ai tenu compte que de l'importance médicale et thérapeutique du travail, non que j'en ignore la valeur réelle. Chaque jour à la visite, le cahier des travailleurs m'est présenté : devant chaque nom, se trouve une colonne correspondante aux jours du mois ; un chiffre, placé dans cette colonne, indique la durée du temps pendant lequel chaque malade a été occupé. Le chiffre total , qui est à la fin du cahier, représente en masse le travail de tous les travailleurs. Je puis apprécier ainsi , pour ainsi dire, la *somme de tranquillité* de l'asile ; elle correspond à l'élévation du chiffre.

Un autre chiffre placé à côté des noms des travailleurs m'indique la valeur de la journée comparée à celle d'un ouvrier ordinaire, et cette indication n'est pas sans importance, pour apprécier le retour de la raison.

Mais jusqu'ici je n'ai pu recourir qu'aux travaux manuels ; l'exercice de l'intelligence, si utile dans le traitement de l'aliénation mentale, indispensable lorsqu'il s'agit d'occuper des malades que leurs habitudes éloignent des occupations mécaniques ou du travail des champs, ne pourra être établi et régularisé, que lorsqu'un maître en aura pris la direction. Mes vœux sur ce point devront se réaliser, ils ont un appui dans votre haute approbation.

Mais, M. le Préfet , je ne remplirais qu'une partie de mes devoirs, si Maréville ne répondait pas complétement à sa destination , si les nombreux éléments d'instruction qu'il renferme ne devaient, comme dans les autres établissements, contribuer à enrichir les annales de la science, et concourir à ses progrès. L'asile est aujourd'hui entré dans cette voie. Mon élève, le docteur Macario, qui m'a secondé l'année dernière avec le dévouement le plus entier, a utilisé le vaste champ ouvert à ses études. Sa thèse *sur le traitement moral de la folie,* et un mémoire sur la *démonomanie,* inséré dans un journal de médecine (*les Annales médico-psychologiques,* année 1843.) ont été composés avec des observations recueillies à Maréville. Ces travaux ont obtenu l'assentiment des hommes spéciaux, et en particulier de M. l'Inspecteur général des maisons d'aliénés. J'ai cru devoir les joindre à ce rapport, certain qu'ils obtiendront également votre approbation.

Je ne dois pas finir, M. le Préfet, sans vous exprimer combien je suis heureux d'avoir été aussi bien secondé que je l'ai été, dans la tâche qui m'est confiée, par le zèle et l'intelligence de tous les fonctionnaires et employés de mon service. Les sœurs, dont les soins pour nos malades sont au-dessus de tout éloge, apportent, dans l'application des prescriptions des médecins, une exactitude et un empressement exemplaires.

Maréville, le 22 août 1843.

Le médecin en chef,

Th. ARCHAMBAULT

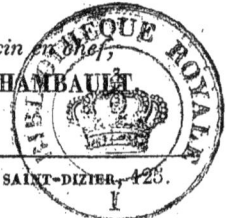

NANCY, RAYBOIS ET Cⁱᵉ, IMPRIMEURS DE LA PRÉFECTURE, RUE SAINT-DIZIER, 425.

www.ingramcontent.com/pod-product-compliance
Lightning Source LLC
Chambersburg PA